Probleme kann man niemals mit derselben
Denkweise lösen, durch die sie entstanden sind
(Albert Einstein)

HYPNOSESKRIPTE

Wirksame Interventionen für die Praxis

MIKE BUTZBACH

Weitere Veröffentlichungen
von Mike Butzbach bei BOD:

Hypnose - Ein Praxisbuch
ISBN: 978-3-8370-2807-2

ISBN: 978-3-8370-9102-1
Herstellung und Verlag:
Books on Demand GmbH, Norderstedt

INHALTSVERZEICHNIS

Vorwort

Lieber Leser, liebe Leserin,

nach meiner ersten Veröffentlichung „Hypnose – Ein Praxisbuch“, in dem ich wirkungsvolle Induktions- und Vertiefungstechniken zur direkten Anwendung beschrieb, erhielt ich viele Anfragen nach wirkungsvollen Hypnoseskripten.

Da es hier ein Defizit auf dem deutschen Buchmarkt zu geben scheint, und die meisten Bücher zu ¾ mit Theorie gefüllt sind, möchte ich dem Wunsch meiner Leser nachkommen. In diesem Buch findest Du eine Auswahl wirkungsvoller Hypnoseskripte, sowie wertvolle Affirmationen für die tägliche Arbeit mit Hypnose.

Ich habe bewusst jedes Skript komplett mit Einleitung, Vertiefung und Wirkteil geschrieben, damit der Anfänger dieses direkt in der Praxis ablesen kann, ohne viel umherzublättern. Somit erhält er die größtmögliche Hilfestellung. Ich habe vier der effektivsten Induktionen verwendet, daher kommt es bei den Einleitungen gelegentlich zu Wiederholungen. Auf eine Beschreibung der Auflösung habe ich verzichtet, diese sollte jeder Anfänger beherrschen, ohne abzulesen! Der fortgeschrittene Anwender, der bereits diverse Einleitungen beherrscht, sollte sich den Wirkteil bei Bedarf herausschreiben.

Aus meiner Erfahrung habe ich gelernt, dass es den Klienten eher stört, wenn man ihn mit einem ellenlangen Wirktext „zuquatscht“. Irgendwann ist die Aufnahme- und Konzentrationsfähigkeit des Klienten am Ende, und auch der beste Text ist nichts mehr wert. Die Skripte sind deswegen auf eine Sitzungslänge von ca. 30 bis 50 Minuten zugeschnitten. Ich habe damit in der Praxis gute Erfolge erzielt. Das Ergebnis zählt!

Ich wünsche Dir nun viel Erfolg bei Deiner Arbeit.

I. Hypnosemodell

Sofern Du noch Anfänger bist, soll Dir dieses Hypnosemodell etwas mehr Verständnis über den Zustand der Trance bringen.

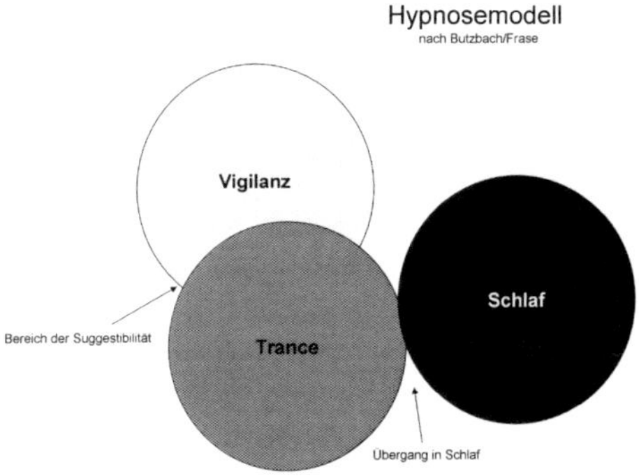

Trance kann betrachtet werden als einer von drei Bewusstseinszuständen, welcher allerdings nicht scharf abzugrenzen ist von Vigilanz (Wachheit). Vielmehr ist es so, dass sich Vigilanz und Trance abwechseln und überschneiden. Im Bereich der Überschneidung entsteht die Suggestibilität. Dabei sind wir uns oft nicht bewusst, dass wir uns im Bereich der Trance befinden - wir haben das Gefühl, wir sind vollkommen wach.

Das erklärt auch die Existenz der „Aktiv-Wach-Hypnose“ bzw. der Wachsuggestibilität.

Der Weg in den Schlaf führt immer über die Trance, was bedeutet, dass man problemlos Schlaf über Hypnose induzieren kann. Genau so kann man jemanden aus dem Schlaf heraus hypnotisieren, allerdings lässt sich Trance und Schlaf sehr wohl scharf voneinander abgrenzen. Hier gibt es keine Überschneidungen, lediglich den Berührungspunkt kurz vor dem Einschlafen, oder dem Aufwachen.

II. Skripte

Hinweise zur Anwendung

Die beschriebenen Skripte beinhalten Formulierungen, die psychologische Suchprozesse auslösen, sowie direkte Wirksuggestionen. Bitte prüfe im Vorfeld genau, ob das jeweilige Skript auch zu Deinem Klienten passt. Führe vor jeder Hypnose eine ausführliche Anamnese durch. Sofern Du kein Arzt oder Heilpraktiker bist, prüfe, ob bei Deinem Klienten ein Krankheitsbild vorliegt. Solltest Du den Verdacht haben, verweise ihn entsprechend. Bedenke: Der Verdacht einer vorliegenden Erkrankung sollte ausreichen, um den Klienten zuerst an einen Arzt zu verweisen – zu Deiner eigenen Sicherheit und zur Sicherheit Deines Klienten! Wichtige Infos zur Anamnese findest Du in Kapitel III.

Übe das richtige Timing der einzelnen Interventionen, lasse dem Klienten die Zeit, dass sich Deine Worte verwirklichen können. Rassele den Text nicht schnell herunter, das stört die Trance erheblich. Du wirst mit der Zeit ganz von selbst ein entsprechendes Zeitgefühl entwickeln. Trage auch den Wirkteil der Skripte nach Möglichkeit 2-3x in leicht abgewandelter Form vor, denn durch Wiederholung festigen sich die Interventionen.

TIEFENENTSPANNUNG

Einleitung & Vertiefung:

Richte Dich so aus, dass Du Dich eine Zeit lang nicht mehr bewegen musst, und schließe Deine Augen.

Wenn alles in Ordnung ist, entspanne Dich jetzt und lasse Dich von mir leiten, in einen angenehmen, tiefen Zustand der absoluten Entspannung.

Tu jetzt mal so, wie ein Mensch, der beweisen möchte, dass man seine Augenlider so tief entspannen kann, dass man das Gefühl bekommt, tiefer entspannen geht nicht mehr.

Einfach so tun, wie ein Mensch, der seine Augenlider so tief entspannen kann, dass er jetzt sagen kann „tiefer entspannen geht nicht mehr".

Und vielleicht spürst Du dann, wie Deine Augenlider schwerer werden, und sich fester schließen. Einfach vorstellen, wie es sich anfühlt, wenn die Augenlider nun schwerer werden, und auf eine angenehme Art und Weise aneinanderkleben, sich immer fester und fester schließen.

Immer schwerer und müder werden die Augenlider. Immer schwerer und müder.

Und nun stell Dir vor, Du möchtest testen, ob Du noch die volle Kontrolle über Deinen Körper hast. Dazu wirst Du gleich, bei der Zahl 3, die Augen noch mal kurz öffnen, und feststellen, dass sie sehr träge und schwer geworden sind.

Wenn ich dann von 3 bis 1 zähle, schließt Du bei 1 die Augen wieder und stellst Dir vor, wie es sich anfühlt, wenn sich Deine Entspannung verdoppelt. Einfach vorstellen, wie es sich anfühlen könnte, wenn sich die Entspannung gleich verdoppelt.

1 – 2 – 3 Augen auf.
Bemerke, dass Deine Augen müder und träger geworden sind.

3 – 2 – 1 Augen zu. Deine Entspannung verdoppelt sich… JETZT.

Beobachte nun auch Deine Atmung, lass diese jetzt mal bewusst ruhiger und tiefer werden. Immer tiefer und ruhiger.

Du spürst, dass Du bereits etwas tiefer entspannt bist, als vorher.

Während Dein Körper nun in eine Art Tiefschlaf fällt, bleibt Dein Unterbewusstsein hellwach und aufnahmefähig, wo immer Dein Bewusstsein nun hingeht.

Verlass Dich darauf, dass Dein Unterbewusstsein genau weiß, was zu tun ist. Genau weiß, wie tief Du sinken kannst, in diesen angenehmen Zustand. Jetzt.

Und wenn Du gleich noch einmal testest, ob Du auf 3 die Augen noch mal aufbekommst, dann wirst Du bemerken, dass diese noch träger und müder geworden sind. Wenn Du dann die Augen auf 1 wieder schließt, stell Dir vor, Deine Entspannung verdoppelt sich noch einmal.

1 – 2 – 3 Augen auf.

3 – 2 – 1 Augen zu.

Deine Entspannung verdoppelt sich noch einmal.

Gedanken und Bilder kommen und gehen in Deinem Kopf. Du konzentrierst Dich nur noch (auf die Melodie im Hintergrund, und) auf meine Stimme.

Und alle Geräusche von außen werden vollkommen gleichgültig, und vertiefen Deinen Ruhezustand.

Nun stell Dir vor, Du könntest die Entspannung von Deinen Augenlidern in Deinen ganzen Körper fließen lassen, bis hinunter in die Zehenspitzen. Zähle dazu nun einfach innerlich bis 3 und sage Dir: Bei 3 breitet sich die Entspannung von meinen Augenlidern in meinen ganzen Körper aus, bis hinunter in die Zehenspitzen.

Und Du kannst das, oder nicht?
Warum solltest Du dies jetzt nicht geschehen lassen?

Und mit jedem Atemzug, den Du machst, wird Dir bewusst, dass Du Dich langsam immer wohler fühlst.

Du kannst jetzt, oder etwas später noch tiefer sinken, ganz wie Du willst. Du brauchst Dich dazu nicht bewegen oder Dich anzustrengen, Du kannst Dich einfach sinken lassen…immer tiefer…JETZT.

Und genau so, wie ein Mensch den Körper entspannen kann, kann er auch den Geist entspannen.

Du kannst jetzt mental entspannen, genau so tief, wie Dein Körper gerade entspannt ist. Entspanne dazu einfach Deinen Kopf genau so, wie Deinen Körper. Stell Dir vor, wie sich das anfühlen könnte…

Und wenn ich gleich von 5 bis 0 Zähle, entspannt Dein Geist bei jeder Zahl ein wenig mehr. Bei der Zahl 0 angelangt, wird alles, was ich zu Dir sage, Wort für Wort, zu Deiner inneren Realität.

5 –
Du atmest ruhig, tief und gleichmäßig.

4 –
Dein Geist entspannt immer mehr und mehr.

3 –
Dein Bewusstsein kann nun die Kontrolle an Dein Unterbewusstsein abgeben.

Erlaube Deinem Bewusstsein, sich auszuruhen, abzuschalten, sich zu erholen. Vertraue darauf, dass Dein Unterbewusstsein ganz genau weiß, was gut für Dich ist.

2 –
Du brauchst nichts zu tun, nichts zu denken.

1 –
Einfach nur leiten lassen, von Deinem Unterbewusstsein.

0 –
Alles, was ich gleich zu Dir sage, wird Wort für Wort zu Deiner inneren Realität.

Wirkteil:

In diesem wundervollen Zustand der absoluten Entspannung, synchronisiert sich Dein ganzes vegetatives System.

Alles um Dich herum ist vollkommen unwichtig und weit weg…

Deine gesamte Muskulatur lockert sich, entspannt sich, JETZT.

Du konzentrierst Dich nur auf Deine Entspannung.

Du entspannst Deine Füße.

Du entspannst Deine Beinmuskeln.

Und Du entspannst Deine Beckenmuskulatur.

Und auch Dein Bauch entspannt sich.

Du entspannst Deine Rückenmuskulatur.

Deine Schultern.

Deine Nackenmuskeln.

Und auch Deine Gesichtsmuskulatur…völlig entspannt ist nun auch Dein Gesicht.

Wenn Du nun mit Deiner Aufmerksamkeit in Deine Stirn gehst, kannst Du vielleicht spüren, wie Deine Stirnmuskeln immer glatter und glatter werden. Immer glatter und glatter werden Deine Stirnmuskeln nun.

Dein ganzer Körper, Deine ganze Muskulatur ist nun frei von Blockaden.

Ich werde jetzt eine kurze Weile nicht mehr zu Dir sprechen. In dieser Zeit wird sich Dein Nervensystem erholen, regenerieren und neue Kraft tanken. Aber ganz egal, wie tief Du noch sinkst, Du wirst mich ganz deutlich hören, wie ich wieder zu Dir spreche.

5 Minuten Ruhe

AUFLÖSUNG

STRESSREDUKTION

Einleitung & Vertiefung:

Lege (oder setze) Dich ganz bequem hin, und lasse Dich in einen angenehm entspannten Zustand sinken.

Suche Dir nun einen Punkt vor Dir, und fixiere diesen mit Deinen Augen. Schau ganz konzentriert auf diesen einen Punkt, und behalte die Augen so lange offen, bis ich Dich bitte, sie zu schließen.

Du wirst gleich sehr schnell merken, dass Deine Augenlider anfangen, schwerer zu werden. Immer schwerer und schwerer werden Deine Augenlider.

Immer schwerer und schwerer...vielleicht fühlt es sich so an, als würden kleine Gewichte Deine Augenlider nach unten ziehen...immer schwerer und schwerer.

Die Augenlider werden JETZT immer schwerer.

Schwerer und schwerer...

Tiefer und tiefer...

Müder und müder wird Dein Körper, schwerer werden die Augenlider.

Und Dein Blick verändert sich, der Punkt vor Dir verändert sich...währen Deine Augenlider immer noch schwerer werden.

Wenn Dir Deine Augenlider irgendwann zu schwer werden, dann schließe sie, und stell Dir vor, Dein ganzer Körper entspannt mit dem Schließen Deiner Augen. Einfach vorstellen, Dein ganzer Körper sinkt in eine tiefe Entspannung.

Pause, bis Klient die Augen geschlossen hat. Wenn er diese nicht von selbst schließt: „Schließe nun Deine Augen und sinke in eine tiefe Entspannung"

Wenn Du nun mal Deine Atmung beobachtest, dann lasse diese jetzt ganz bewusst langsamer werden...und vielleicht bemerkst Du dann, dass sich Deine Augen dabei noch etwas fester schließen.

So ist es gut.

Ich zähle gleich bis 3. Bei 3, nicht vorher, öffnest Du die Augen, und denkst mit geöffneten Augen das Wort „Entspannung". Einfach nur das Wort „Entspannung" denken, sobald Deine Augen offen sind.

Wenn ich dann von 3 auf 1 zähle, schließt Du die Augen wieder und stellst Dir vor, dass sich Deine Entspannung verdoppelt. Einfach vorstellen, dass sich Deine Entspannung verdoppelt, sobald Du die Augen wieder geschlossen hast.

1 – 2 – 3 Augen auf. Stell Dir das Wort „Entspannung" vor.

3 – 2 – 1 Augen zu – Deine Entspannung verdoppelt sich … JETZT

30 Sekunden Pause

Wenn wir das gleich noch einmal machen, wirst Du merken, dass Du noch etwas tiefer entspannen kannst.

1 – 2 – 3 Augen auf. „Entspannung"

3 – 2 – 1 Augen zu. Deine Entspannung verdoppelt sich noch einmal.

Je tiefer Du sinkst, desto wohler fühlst Du Dich.

Und umso wohler Du Dich fühlst, desto tiefer sinkst Du.

Und in diesem angenehmen Zustand öffnet sich das Tor zu Deinem Unterbewusstsein ganz weit, so dass alles, was ich zu Dir sage, unmittelbar zu Deiner inneren Realität werden kann.

Wirkteil:

Dein Unterbewusstsein reguliert nun allen Stress, der sich bei Dir aufgestaut hat. Es weiß genau, wo sich dieser Stress befindet, wo er gespeichert wird.

Den ganzen Stress, die ganze Anspannung kannst Du nun loslassen. Dein Unterbewusstsein findet JETZT für Dich die Stelle, an der all Dein Stress gespeichert ist.

Stell Dir vor, Du würdest mit jedem ausatmen etwas von dieser Anspannung loslassen.

Stell Dir einfach vor, mit jedem ausatmen lässt Du etwas mehr Stress los, fühlst Erleichterung...

Und mit jeder Einatmung füllt sich dafür Dein Energiespeicher etwas.

Dein Unterbewusstsein wird Dir nun dabei helfen, während Du immer noch etwas tiefer sinken kannst.

1 Minute Pause

Dein ganzes, vegetatives System synchronisiert sich, und Dein Nervensystem regeneriert sich nun. Du bemerkst es vielleicht an einem angenehmen Kribbeln, oder einer Wärme irgendwo in Deinem Körper.

Oder vielleicht fühlen sich einfach nur Deine Beine anders an, als sonst.

Genieße ein angenehmes Gefühl, während Dein Nervensystem nun in den nächsten Minuten regeneriert, wie im Tiefschlaf.

Aber egal wie tief Du auch sinkst, Du wirst mich ganz deutlich hören, sobald ich wieder zu Dir spreche.

5 Minuten Ruhe

AUFLÖSUNG

KRISENBEWÄLTIGUNG

Einleitung & Vertiefung:

Bitte lege Dich so hin, dass Du eine längere Zeit gemütlich liegen kannst, ohne Dich bewegen zu müssen.

Atme ganz tief ein…halte den Atem kurz fest…atme aus und - Augen schließen.

Wenn Du jetzt noch mal tief einatmest, dann kannst Du spüren, dass die Luft bis kurz hinter die Augen geht und von dort tief in Deinen Bauch fließt.

Spüre jetzt einfach einmal genau, bis wo die Luft fließt, wenn Du einatmest. Und sinke dabei immer tiefer…und tiefer…in einen angenehmen Zustand der absoluten Entspannung.

1 Minute Ruhe

Lass Dich nun, geleitet von Deinem Unterbewusstsein, so tief sinken, wie Du willst und kannst.

Und je tiefer Du sinkst, desto wohler fühlst Du Dich. Und je wohler Du Dich fühlst, desto tiefer sinkst Du.

Dein Körpergefühl kann sich in diesem angenehmen Zustand völlig verändern. Stell Dir vor, wie es sich anfühlen würde, wenn Dein Körper jetzt immer leichter werden würde…einfach vorstellen, wie sich das anfühlen könnte.

Immer leichter und leichter wird JETZT Dein Körper. Immer leichter und leichter, so als würdest Du mit einer Luftmatratze ganz schwerelos auf einem See, oder dem Meer, treiben. Wie würde sich das jetzt anfühlen, auf sanften Wellen zu treiben?

30 Sekunden Ruhe

Immer leichter und leichter, und Du kannst dabei jetzt, oder noch etwas später, sogar noch tiefer sinken.

Leichter und leichter fühlst Du Dich, während Du sanft auf den Wellen treibst, und Dich vollkommen wohl fühlst.

Wirkteil:

Wir leben in einer sich ständig wandelnden Welt, und das wird immer so bleiben. Dieser Prozess gehört zur ganz normalen Evolution und Entwicklung, die ein natürlicher Bestandteil unseres Universums ist.

Es gibt einen ganz bestimmten Grund für Deine Angst vor der momentanen Krise, Deine Angst vor der Zukunft. Dein Unterbewusstsein weiß genau, worum es geht, und wird diese Sache nun auf eine kluge Weise für Dich regulieren.

Ich glaube, Dein Unterbewusstsein weiß mehr darüber, als Dein Bewusstsein zu wissen glaubt. Und wenn Dein Unterbewusstsein mehr darüber weiß als Dein Bewusstsein, weißt Du wahrscheinlich mehr darüber, als Du zu wissen glaubst.

Ich möchte Deinem Unterbewusstsein nun einen Tausch vorschlagen. Negative Glaubenssätze und Angst vor der Zukunft werden nun absolut überflüssig. Dafür bekommst Du neue, positive Glaubenssätze, die Dich voller Zuversicht in die Zukunft schauen lassen.

„Ich sehe optimistisch und positiv in die Zukunft“

„Ein neuer Anfang ist der Anfang in eine bessere Zukunft“

„Ich bin voller Kraft und Energie“

„Ich denke positiv und meine Ausstrahlung ist positiv“

„Ich kann alles schaffen, wenn ich will“

„Ich erledige alles immer sofort“

„Es wird mir an nichts fehlen“

Da die Außenwelt immer ein Spiegelbild Deines Inneren, Deiner Gedanken und Gefühle ist, wählt Dein Unterbewusstsein Gefühle der Freude und der Zuversicht.

Denkst Du sorgevoll an Unglück und Krisen, so ziehst Du Sorgen an. Was immer Du glaubst, wird Deine Realität. Wenn Du

Deinen Glauben änderst, änderst Du Deine Realität.

Deswegen tauscht Dein Unterbewusstsein nun für Dich negative Glaubenssätze und Angst vor der Zukunft in positive Glaubenssätze, die Dich voller Zuversicht in die Zukunft blicken lassen.

Du brauchst nichts dafür zu tun, Dein Unterbewusstsein wird von selbst dafür sorgen.

Und wie Du da liegst auf Deiner Luftmatratze…um Dich herum das ruhige Wasser…kannst Du Dich dort einmal umschauen, was zu sehen ist, oder vielleicht ist etwas zu hören…bevor Du Dich langsam bereit machst, aus der Entspannung zurück zu kommen.

1 Minute Pause

AUFLÖSUNG

SICHER HYPNOTISIEREN!
Tuning für Hypnotiseure

Einleitung & Vertiefung:

Wenn Du gemütlich sitzt (liegst), entspanne Dich jetzt und lasse Dich von mir leiten, in einen angenehmen, tiefen Zustand der totalen Entspannung.

Tu jetzt mal so, wie ein Mensch, der beweisen möchte, dass man seine Augenlider so tief entspannen kann, dass man das Gefühl bekommt, sie lassen sich nur noch ganz schwer öffnen.

Einfach so tun, wie ein Mensch, der seine Augenlider so tief entspannen kann, dass er jetzt sagen kann „ich bekomme meine Augenlider nur noch ganz schwer auf".

Und vielleicht spürst Du dann, wie Deine Augenlider schwerer werden, und sich fester schließen. Einfach vorstellen, wie es sich anfühlt, wenn die Augenlider nun schwerer werden, und auf eine angenehme Art und Weise aneinanderkleben, sich immer fester und fester schließen.

Immer schwerer und müder werden die Augenlider. Immer schwerer und müder.

Und nun stell Dir vor, Du möchtest testen, ob Du noch die volle Kontrolle über Deinen Körper hast. Dazu wirst Du gleich, bei der Zahl 3, die Augen noch mal kurz öffnen, und feststellen, dass sie sehr träge und schwer geworden sind, und sich nur noch schwer öffnen lassen.

Wenn ich dann von 3 bis 1 zähle, schließt Du bei 1 die Augen wieder und stellst Dir vor, wie es sich anfühlt, wenn sich Deine Entspannung verdoppelt. Einfach vorstellen, wie es sich anfühlen könnte, wenn sich die Entspannung gleich verdoppelt.

1 – 2 – 3 Augen auf.
Bemerke, dass Deine Augen müder und träger geworden sind.

3 – 2 – 1 Augen zu. Deine Entspannung verdoppelt sich… JETZT.

Beobachte nun auch Deine Atmung, lass diese jetzt mal bewusst ruhiger und tiefer werden. Immer langsamer lässt Du Deine Atmung nun werden.

Du spürst, dass Du bereits etwas tiefer entspannt bist, als vorher.

Lasse Dich von Deinem Unterbewusstsein so tief gleiten, wie es richtig ist, damit alles, was ich sage, genau so eintreffen kann, wie ich es sage.

Verlass Dich darauf, dass Dein Unterbewusstsein genau weiß, was zu tun ist. Genau weiß, wie tief Du sinken kannst, in diesen angenehmen Zustand. Jetzt.

Und wenn Du gleich noch einmal testest, ob Du auf 3 die Augen noch mal aufbekommst, dann wirst Du bemerken, dass diese noch träger und müder geworden sind. Wenn Du dann die Augen auf 1 wieder schließt, stell Dir vor, Deine Entspannung verdoppelt sich noch einmal.

1 – 2 – 3 Augen auf.

3 – 2 – 1 Augen zu.

Deine Entspannung verdoppelt sich noch einmal.

Gedanken und Bilder kommen und gehen in Deinem Kopf. Du konzentrierst Dich nur noch (auf die Melodie im Hintergrund, und) auf meine Stimme.

Und alle Geräusche von außen werden vollkommen gleichgültig, und vertiefen Deinen Ruhezustand.

Nun stell Dir vor, Du könntest die Entspannung von Deinen Augenlidern in Deinen ganzen Körper fließen lassen, bis hinunter in die Zehenspitzen. Zähle dazu nun einfach innerlich bis 3 und sage Dir: Bei 3 breitet sich die Entspannung von meinen Augenlidern in meinen ganzen Körper aus, bis hinunter in die Zehenspitzen.

Und Du kannst das, oder nicht?
Warum solltest Du dies jetzt nicht geschehen lassen?

Und mit jedem Atemzug, den Du machst, wird Dir bewusst, dass Du Dich langsam immer wohler fühlst.

Du kannst jetzt, oder etwas später noch tiefer sinken, ganz wie Du willst. Du brauchst Dich dazu nicht bewegen oder Dich anzustrengen, Du kannst Dich einfach sinken lassen…immer tiefer…JETZT.

Und genau so, wie ein Mensch den Körper entspannen kann, kann er auch den Geist entspannen.

Du kannst jetzt mental entspannen, genau so tief, wie Dein Körper gerade entspannt ist. Entspanne dazu einfach Deinen Kopf genau so, wie Deinen Körper. Stell Dir vor, wie sich das anfühlen könnte…

Und wenn ich gleich von 5 bis 0 Zähle, entspannt Dein Geist bei jeder Zahl ein wenig mehr. Bei der Zahl 0 angelangt, wird alles, was ich zu Dir sage, Wort für Wort, zu Deiner inneren Realität.

5 –
Dein Körper entspannt immer mehr und mehr.

4 –
Dein Geist entspannt immer mehr und mehr.

3 –
Dein Bewusstsein kann nun die Kontrolle an Dein Unterbewusstsein abgeben.

Erlaube Deinem Bewusstsein, sich auszuruhen, abzuschalten, sich zu erholen. Vertraue darauf, dass Dein Unterbewusstsein ganz genau weiß, was gut für Dich ist. JETZT

2 –
Du brauchst nichts zu tun, Dich nicht anzustrengen.

1 –
Einfach nur leiten lassen, von Deinem Unterbewusstsein.

0 –
Alles, was ich gleich zu Dir sage, wird Wort für Wort zu Deiner inneren Realität.

Wirkteil:

Ich rede ab sofort nur noch mit Deinem Unterbewusstsein und möchte es bitten, alles, was Du über Hypnose und Psychologie gelernt hast, alles, was Du von erfahrenen Hypnotiseuren gehört hast, und alles, was Du bereits selbst erfahren hast, zu organisieren.

Unterbewusstsein, ... kann sich immer an alle Dinge erinnern, die wichtig für seine Arbeit als Hypnotiseur sind, sobald er sie braucht. Du wirst sie ..... zur Verfügung stellen, so dass er nicht mehr nachdenken muss, um sie zu finden. Dabei stellst Du ihm nur die Dinge zur Verfügung, die in dem Moment wirklich wichtig und richtig sind.

Wenn ..... einen Klienten behandelt, ist seine ganze Aufmerksamkeit auf das gerichtet, was der Klient sagt oder an nonverbalen Signalen aussendet.

Dabei wird ..... ganz entspannt und konzentriert sein, um für den Klienten das richtige

Vorgehen zu wählen. Das Vorgehen, das dem Klienten am meisten hilft.

Bitte bewege den linken Zeigefinger, sobald Du, alles gerade Angesprochene für ..... organisiert hast.

....., Dein Unterbewusstsein wird ab sofort immer alles, was Du über Hypnose und Psychologie lernst, organisieren und Dir zur richtigen Zeit zur Verfügung stellen. Und Du kannst Dich jederzeit auf Dein Unterbewusstsein verlassen. Du bist ein guter Hypnotiseur.

In den nächsten Tagen wird Dein Unterbewusstsein an dieser Sache arbeiten, ohne, dass Du Dich bewusst darum kümmern musst. Es wird Dir dabei von Tag zu Tag immer besser und besser gehen.

1 Minute Ruhe

AUFLÖSUNG

IMMUNSYSTEM STÄRKEN

Lege (oder setze) Dich ganz bequem hin, und lasse Dich in einen angenehm entspannten Zustand sinken.

Suche Dir nun einen Punkt vor Dir, und fixiere diesen mit Deinen Augen. Schau ganz konzentriert auf diesen einen Punkt, und behalte die Augen so lange offen, bis ich Dich bitte, sie zu schließen.

Du wirst gleich sehr schnell merken, dass Deine Augenlider anfangen, schwerer zu werden. Immer schwerer und schwerer werden Deine Augenlider.

Immer schwerer und schwerer…vielleicht fühlt es sich so an, als würden kleine Gewichte Deine Augenlider nach unten ziehen…immer schwerer und schwerer.

Die Augenlider werden JETZT immer schwerer.

Schwerer und schwerer…

Tiefer und tiefer…

Müder und müder wird Dein Körper, schwerer werden die Augenlider.
Und Dein Blick verändert sich, der Punkt vor Dir verändert sich…währen Deine Augenlider immer noch schwerer werden.

Wenn Dir Deine Augenlider irgendwann zu schwer werden, dann schließe sie, und stell Dir vor, Dein ganzer Körper entspannt mit dem Schließen Deiner Augen. Einfach vorstellen, Dein ganzer Körper sinkt in eine tiefe Entspannung.

Pause, bis Klient die Augen geschlossen hat. Wenn er diese nicht von selbst schließt: „Schließe nun Deine Augen und sinke in eine tiefe Entspannung"

Du liegst nun vollkommen gelöst auf Deiner Unterlage und atmest in Deine Mitte. Hör jetzt Deiner Atmung einmal ganz bewusst zu…und fühl Dich vollkommen wohl.

So ist es gut.

Ich zähle gleich bis 3. Bei 3, nicht vorher, öffnest Du die Augen, und denkst mit geöffneten Augen das Wort „Entspannung“. Einfach nur das Wort „Entspannung“ denken, sobald Deine Augen offen sind.

Wenn ich dann von 3 auf 1 zähle, schließt Du die Augen wieder und stellst Dir vor, dass sich Deine Entspannung verdoppelt. Einfach vorstellen, dass sich Deine Entspannung verdoppelt, sobald Du die Augen wieder geschlossen hast.

1 – 2 – 3 Augen auf. Stell Dir das Wort „Entspannung“ vor.

3 – 2 – 1 Augen zu – Deine Entspannung verdoppelt sich … JETZT

30 Sekunden Ruhe

Wenn wir das gleich noch einmal machen, wirst Du merken, dass Du noch etwas tiefer entspannen kannst.

1 – 2 – 3 Augen auf. „Entspannung“

3 – 2 – 1 Augen zu. Deine Entspannung verdoppelt sich noch einmal.

Je tiefer Du sinkst, desto wohler fühlst Du Dich. Und umso wohler Du Dich fühlst, desto tiefer sinkst Du.

Und in diesem angenehmen Zustand öffnet sich das Tor zu Deinem Unterbewusstsein ganz weit, so dass alles, was ich zu Dir sage, unmittelbar zu Deiner inneren Realität werden kann.

Alles um Dich herum ist vollkommen unwichtig und weit weg…

<u>Wirkteil:</u>

Dein Immunsystem ist die Abwehr Deines Körpers. Sie schützt Dich vor Erkrankungen und erhält Dich gesund und stark.

In diesem wundervoll entspannten Zustand kann sich Dein Immunsystem nun erholen, sich stärken und neue Kraft tanken.

Stell Dir vor, es gibt in Deinem Körper tausende kleiner Soldaten, die überall verteilt ihre Arbeit verrichten. Diese Soldaten sind dafür zuständig, dass es Dir gut geht, dass

Eindringlinge abgewehrt und verjagt werden.

Dir ist auch bewusst, dass Du die Kontrolle über diese Soldaten hast, denn sie sind ein Teil von Dir. Du hast es dabei in der Hand, die Soldaten stärker zu machen.

Jedes Mal, wenn Du tief entspannst, werden die Soldaten stärker und wirkungsvoller im Kampf gegen Eindringlinge. Jedes Mal, wenn Du tief entspannst, und Dich erholst, erholen sich auch die Soldaten – Dein Immunsystem.

Dein Unterbewusstsein wird ab sofort dafür sorgen, dass Du Dich immer ausreichend erholst, und Dir Zeit gönnst, damit Deine Soldaten stark genug sind, alle Eindringlinge abzuwehren. Damit Deine Soldaten stark genug sind, dafür zu sorgen, dass es Dir gut geht.

Es wird Dir dabei helfen, Dich regelmäßig zu entspannen, Dich zu erholen und neue Kraft zu tanken, indem es Dich regelmäßig an die Wichtigkeit Deiner Soldaten erinnert.

Du wirst die nächsten Nächte tief und erholsam schlafen, Dein Immunsystem wird sich erholen und Du wirst neue Kraft tanken, so dass es Dir von Tag zu Tag immer besser und besser geht.

Es wird Dir ab sofort von Tag zu Tag immer besser und besser gehen.

1 Minute Ruhe

AUFLÖSUNG

SEELISCHE ENTLASTUNG

Einleitung & Vertiefung:

Wenn Du Dich so ausgerichtet hast, dass Du Dich eine Zeit lang nicht mehr bewegen musst, dann fixiere bitte vor Deinen Augen einen Punkt. Such Dir irgendwo vor Dir einen Punkt, den Du konzentriert anschaust.

Ich zähle gleich von 10 bis 1. Bei jeder Zahl schließt Du die Augen, und öffnest diese wieder. Und mit jeder Zahl wirst Du dabei langsamer. Mit jeder Zahl schließt und öffnest Du Deine Augen immer langsamer.

Ich möchte nicht, dass Du Dich dabei zu sehr entspannst!

Bei der Zahl 1 schließt Du die Augen und beobachtest, wie sich Dein Körper anfühlt, so in Trance versunken. Ist das in Ordnung? *(Nicken abwarten)*

Zehn –
Langsam die Augen schließen und öffnen.

Neun –
Langsamer.

Acht –
Immer langsamer.

Sieben –
Noch langsamer die Augen öffnen und schließen.

Sechs –
Noch viel langsamer.

Fünf –
Konzentriere Dich nur auf Deine Augenlider.

Vier –
Auch Deine Atmung wird nun langsamer.

Drei –
Immer langsamer und langsamer.

Zwei –
Du fühlst Dich vollkommen wohl.

Eins –
Die Augen nun geschlossen halten.

Du fragst Dich sicher, was als nächstes kommt.

20 Sekunden Ruhe

Beobachte beim Einatmen jetzt einfach mal die Luft, wie sie Deine Nase hinaufströmt, bis kurz hinter die Augen.

Und Du mit jeder Ausatmung JETZT immer mehr zur Ruhe kommst, immer tiefer sinkst, und Dich vollkommen wohl fühlst.

Ich zähle gleich von 1 bis 3. Bei der Zahl 3, nicht früher, stellst Du Dir nur vor, Du würdest Deine Augen wieder öffnen. Einfach vorstellen, Du würdest bei 3 Deine Augen öffnen.

Wenn ich dann von 3 auf 1 zähle, stellst Du Dir vor, Du würdest Deine Augen wieder schließen, und Deine Entspannung verdoppelt sich. Vorstellen, dass sich Deine Entspannung verdoppelt, sobald Deine Augen wieder geschlossen sind.

1 – 2 – 3 Vorstellen, Du würdest die Augen öffnen.

3 – 2 – 1 Augen zu
Deine Entspannung verdoppelt sich.

So ist es gut.

Wenn wir das jetzt noch einmal wiederholen, dann kannst Du noch viel tiefer Entspannen. Vielleicht verdoppelt sich Deine Entspannung sogar noch einmal. Wie könnte sich das wohl anfühlen, wenn sich Deine Entspannung noch einmal verdoppelt?

1 – 2 – 3 Augen auf.

3 – 2 – 1 Augen zu.
Und tiefer sinken in die Entspannung…JETZT.

Sehr gut.

Dein Bewusstsein kann sich nun ausruhen, während Dein Unterbewusstsein mir ganz genau zuhört.

Ganz egal, welche Gedanken Deinem Bewusstsein nun kommen, Dein Unterbewusstsein hört mir ganz genau zu.

Wirkteil:

In diesem Zustand tiefer Entspannung kann man vieles intensiver spüren und fühlen, wie sich JETZT Deine beiden Hände langsam zu einer Faust schließen.

Reagiert der Klient nicht: „Schließe Deine beiden Hände nun langsam zu einer Faust."

Du spürst vielleicht, dass Du dadurch noch tiefer in diesen angenehmen Zustand gleitest.

Irgendwo in Deinem Unterbewusstsein gibt es einen Platz, an dem sich alle belastenden und beschwerenden Dinge ansammeln. Alle Sorgen, aller Alltagsstress landen dort, wie in einem großen Mülleimer.

Dieser Mülleimer muss auch mal geleert werden, sonst passt irgendwann nichts mehr hinein.

Dein Unterbewusstsein weiß genau, wo dieser Mülleimer steht, und wird diesen nun für Dich entleeren.

Stell Dir dazu einfach vor, es würde allen Stress, alle Sorgen, alle belastenden Dinge des Alltags, in Deine geschlossenen Fäuste kippen. Einfach vorstellen, all das Belastende fließt nun einfach in Deine geschlossenen Hände.

In den nächsten Minuten wird alles, was Dich belastet, jeglicher Stress, einfach in Deine geschlossenen Fäuste fließen. So lange, bis ich wieder zu Dir spreche.

5 Minuten Ruhe

Deine Hände fühlen sich nun vielleicht voll und schwer an. Du kannst nun all die Dinge, die in Deine geschlossenen Hände geflossen sind, einfach loslassen. Öffne nun Deine Hände, und lasse alle belastenden Dinge einfach los.

So ist es gut.

Genieße nun noch eine Weile diesen angenehmen Zustand, bevor Du Dich bereit machst, zurück zu kommen.

1 Minute Ruhe

AUFLÖSUNG

GEWICHTSREDUKTION

Einleitung & Vertiefung:

Richte Dich so aus, dass Du Dich eine Zeit lang nicht mehr bewegen musst, und schließe Deine Augen.

Wenn alles in Ordnung ist, entspanne Dich jetzt und lasse Dich von mir leiten, in einen angenehmen, tiefen Zustand der absoluten Entspannung.

Tu jetzt mal so, wie ein Mensch, der beweisen möchte, dass man seine Augenlider so tief entspannen kann, dass man das Gefühl bekommt, tiefer entspannen geht nicht mehr.

Einfach so tun, wie ein Mensch, der seine Augenlider so tief entspannen kann, dass er jetzt sagen kann „tiefer entspannen geht nicht mehr".

Und vielleicht spürst Du dann, wie Deine Augenlider schwerer werden, und sich fester schließen. Einfach vorstellen, wie es sich anfühlt, wenn die Augenlider nun schwerer werden, und auf eine angenehme Art und Weise aneinanderkleben, sich immer fester und fester schließen.

Immer schwerer und müder werden die Augenlider. Immer schwerer und müder.

Und nun stell Dir vor, Du möchtest testen, ob Du noch die volle Kontrolle über Deinen Körper hast. Dazu wirst Du gleich, bei der Zahl 3, die Augen noch mal kurz öffnen, und feststellen, dass sie sehr träge und schwer geworden sind.

Wenn ich dann von 3 bis 1 zähle, schließt Du bei 1 die Augen wieder und stellst Dir vor, wie es sich anfühlt, wenn sich Deine Entspannung verdoppelt. Einfach vorstellen, wie es sich anfühlen könnte, wenn sich die Entspannung gleich verdoppelt.

1 – 2 – 3 Augen auf.
Bemerke, dass Deine Augen müder und träger geworden sind.

3 – 2 – 1 Augen zu. Deine Entspannung verdoppelt sich… JETZT.

Beobachte nun auch Deine Atmung, lass diese jetzt mal bewusst ruhiger und tiefer werden. Immer tiefer und ruhiger.

Du spürst, dass Du bereits etwas tiefer entspannt bist, als vorher.

Während Dein Körper nun in eine Art Tiefschlaf fällt, bleibt Dein Unterbewusstsein hellwach und aufnahmefähig, wo immer Dein Bewusstsein nun hingeht.

Verlass Dich darauf, dass Dein Unterbewusstsein genau weiß, was zu tun ist. Genau weiß, wie tief Du sinken kannst, in diesen angenehmen Zustand. Jetzt.

Und wenn Du gleich noch einmal testest, ob Du auf 3 die Augen noch mal aufbekommst, dann wirst Du bemerken, dass diese noch träger und müder geworden sind. Wenn Du dann die Augen auf 1 wieder schließt, stell Dir vor, Deine Entspannung verdoppelt sich noch einmal.

1 – 2 – 3 Augen auf.
3 – 2 – 1 Augen zu.

Deine Entspannung verdoppelt sich noch einmal.

Gedanken und Bilder kommen und gehen in Deinem Kopf. Du konzentrierst Dich nur noch (auf die Melodie im Hintergrund, und) auf meine Stimme.

Und alle Geräusche von außen werden vollkommen gleichgültig, und vertiefen Deinen Ruhezustand.

Nun stell Dir vor, Du könntest die Entspannung von Deinen Augenlidern in Deinen ganzen Körper fließen lassen, bis hinunter in die Zehenspitzen. Zähle dazu nun einfach innerlich bis 3 und sage Dir: Bei 3 breitet sich die Entspannung von meinen Augenlidern in meinen ganzen Körper aus, bis hinunter in die Zehenspitzen.

Und Du kannst das, oder ?
Warum solltest Du Dich nun nicht einfach wohl fühlen!

Und mit jedem Atemzug, den Du machst, wird Dir bewusst, dass Du Dich langsam immer wohler fühlst.

Du kannst jetzt, oder etwas später noch tiefer sinken, ganz wie Du willst. Du brauchst Dich dazu nicht bewegen oder Dich anzustrengen, Du kannst Dich einfach sinken lassen…immer tiefer…JETZT.

Und genau so, wie ein Mensch den Körper entspannen kann, kann er auch den Geist entspannen.

Du kannst jetzt mental entspannen, genau so tief, wie Dein Körper gerade entspannt ist. Entspanne dazu einfach Deinen Kopf genau so, wie Deinen Körper. Stell Dir vor, wie sich das anfühlen könnte…
Und wenn ich gleich von 5 bis 0 Zähle, entspannt Dein Geist bei jeder Zahl ein wenig mehr. Bei der Zahl 0 angelangt, wird alles, was ich zu Dir sage, Wort für Wort, zu Deiner inneren Realität.

5 –
Du atmest immer langsamer und ruhiger.

4 –
Dein Geist entspannt immer mehr und mehr. JETZT.

3 –
Dein Bewusstsein kann nun die Kontrolle an Dein Unterbewusstsein abgeben.

Erlaube Deinem Bewusstsein, sich auszuruhen, abzuschalten, sich zu erholen. Vertraue darauf, dass Dein Unterbewusstsein ganz genau weiß, was gut für Dich ist.

2 –
Du brauchst nichts zu tun. Alle Gedanken kommen und gehen.

1 –
Einfach nur leiten lassen, von Deinem Unterbewusstsein und meiner Stimme.

0 –
Alles, was ich jetzt zu Dir sage, wird Wort für Wort zu Deiner inneren Realität.

Wirkteil:

Du hast Dich dazu entschlossen, Dein Leben zu ändern – gesund zu leben und Gewicht zu verlieren.

Dein Unterbewusstsein schafft JETZT für Dich die Grundlage, dass Du Dich in einer Weise verändern wirst, mit der Du Dein Ziel – Dein Wunschgewicht – auch erreichen kannst.

Es gibt einen ganz bestimmten Grund für Dein Übergewicht. Dein Unterbewusstsein weiß, worum es geht, und wird die Sache nun für Dich regulieren.

Ich möchte, dass Du Dir nun mal einen großen Raum vorstellst, in dem Du in der Mitte stehst.

Ein paar Meter vor Dir, an der Wand, siehst Du einen Tisch. Einen Tisch, voll mit allen Lebensmitteln und Getränken, die Du gerne isst, aber von denen Du weißt, dass sie schlecht für Dich sind. Alle diese Lebensmittel und Getränke sind verantwortlich für Dein Übergewicht. Sie sind fettig, enthalten viel Zucker und machen krank.

Gehe nun langsam auf diesen Tisch zu. Schritt für Schritt bemerkst Du, dass Du eine Abneigung gegen diese ekligen Lebensmittel und Getränke entwickelst. Mit jedem Schritt wird Deine Abneigung größer…Du fühlst Dich mit jedem Schritt, den Du näher an diese Lebensmittel kommst, immer unwohler.

Immer unwohler und unwohler fühlst Du Dich beim Anblick dieser Lebensmittel, die schlecht für Dich sind. Der viele Zucker, das viele Fett…absolut widerlich sind diese Lebensmittel für Dich. Und diese Abneigung steigt, je näher Du diesen Lebensmitteln kommst. Schau sie Dir genau an.

Diese Abneigung gegen diese Lebensmittel und Getränke speichert sich nun ganz tief ein.

Drehe Dich nun bitte um.

Am anderen Ende des Raumes siehst Du einen weiteren Tisch. Dieser Tisch ist gefüllt mit gesunden Lebensmitteln, wie Obst, Gemüse und frischem Wasser.

Gehe nun auf diesen Tisch zu.

Du spürst, wie Du Dich mit jedem Schritt wohler und wohler fühlst. Je näher Du dem

Tisch mit den gesunden Lebensmitteln kommst, desto wohler fühlst Du Dich.

Auch der Raum um Dich herum wird heller und freundlicher mit jedem Schritt.

Du bekommst Lust, von diesen Gesunden Lebensmitteln zu essen…vom frischen Wasser zu trinken. Immer wohler fühlst Du Dich, immer wohler und wohler.

Auch dieses Gefühl des vollkommenen Wohlfühlens beim Anblick gesunder Speisen speichert sich nun ganz tief in Deinem Unterbewusstsein ein.

Genieße nun einige Augenblicke dieses angenehme Gefühl, während Dein Unterbewusstsein dafür sorgt, dass Du in den nächsten Tagen an Gewicht verlieren wirst.

Du wirst jeden Tag etwas Körpergewicht verlieren, Dich gesund ernähren, und die Motivation verspüren, Dich körperlich zu bewegen, weil es gut für Dich ist.

Jedes Mal, wenn Du ungesunde, fettige Nahrung und Getränke siehst, erinnerst Du

Dich an das unangenehme Gefühl, dass sich tief in Dir eingespeichert hat.

Und jedes Mal, wenn Du gesunde Nahrung und frisches Wasser siehst, erinnerst Du Dich an das vollkommene Wohlgefühl und die Lust, von diesen Nahrungsmitteln zu essen.

Jedes Mal, wenn Du ungesunde Nahrung und Getränke siehst, erinnerst Du Dich an das schlechte Gefühl, dass sich tief in Dir eingespeichert hat.

Und jedes Mal, wenn Du gesunde Nahrung und frisches Wasser siehst, erinnerst Du Dich an das gute, warme Gefühl und die Lust, von diesen Nahrungsmitteln zu essen.

Alle meine Worte werden genau so eintreffen, weil sie Deinen eigenen Wünschen entsprechen.

AUFLÖSUNG

PRÜFUNGSANGST

Einleitung & Vertiefung:

Wenn Du Dich so ausgerichtet hast, dass Du Dich eine Zeit lang nicht mehr bewegen musst, dann fixiere bitte vor Deinen Augen einen Punkt. Such Dir irgendwo vor Dir einen Punkt, den Du konzentriert anschaust.

Ich zähle gleich von 10 bis 1. Bei jeder Zahl schließt Du die Augen, und öffnest diese wieder. Und mit jeder Zahl wirst Du dabei langsamer. Mit jeder Zahl schließt und öffnest Du Deine Augen immer langsamer.

Ich möchte nicht, dass Du Dich dabei zu sehr entspannst!

Bei der Zahl 1 schließt Du die Augen und beobachtest, wie sich Dein Körper anfühlt, so in Trance versunken. Ist das in Ordnung? *(Nicken abwarten)*

Zehn –
Langsam die Augen schließen und öffnen.

Neun –
Langsamer.

Acht –
Immer langsamer.

Sieben –
Noch langsamer die Augen öffnen und schließen.

Sechs –
Noch viel langsamer.

Fünf –
Konzentriere Dich nur auf Deine Augenlider.

Vier –
Auch Deine Atmung wird nun langsamer.

Drei –
Immer langsamer und langsamer.

Zwei –
Du fühlst Dich vollkommen wohl.

Eins –
Die Augen nun geschlossen halten.

Du fragst Dich sicher, was als nächstes kommt.

20 Sekunden Ruhe

Beobachte beim Einatmen jetzt einfach mal die Luft, wie sie Deine Nase hinaufströmt, bis kurz hinter die Augen.

Und Du mit jeder Ausatmung JETZT immer mehr zur Ruhe kommst, immer tiefer sinkst, und Dich vollkommen wohl fühlst.

Ich zähle gleich von 1 bis 3. Bei der Zahl 3, nicht früher, stellst Du Dir nur vor, Du würdest Deine Augen wieder öffnen. Einfach vorstellen, Du würdest bei 3 Deine Augen öffnen.

Wenn ich dann von 3 auf 1 zähle, stellst Du Dir vor, Du würdest Deine Augen wieder schließen, und Deine Entspannung verdoppelt sich. Vorstellen, dass sich Deine Entspannung verdoppelt, sobald Deine Augen wieder geschlossen sind.

1 – 2 – 3 Vorstellen, Du würdest die Augen öffnen.

3 – 2 – 1 Augen zu
Deine Entspannung verdoppelt sich.

So ist es gut.

Wenn wir das jetzt noch einmal wiederholen, dann kannst Du noch viel tiefer Entspannen. Vielleicht verdoppelt sich Deine Entspannung sogar noch einmal. Wie könnte sich das wohl anfühlen, wenn sich Deine Entspannung noch einmal verdoppelt?

1 – 2 – 3 Augen auf.

3 – 2 – 1 Augen zu.
Und tiefer sinken in die Entspannung…JETZT.

Sehr gut.

Ich möchte, dass Du Dir nun mal eine grüne Wiese vorstellst. Es ist ein Sommertag, vielleicht kannst Du die warme Sonne auf der Haut spüren. Vielleicht ist auch irgendetwas zu hören…das Summen von Bienen in der Nähe.

Setze Dich jetzt auf diese Wiese, und spüre das frische Gras unter Dir, während Du noch etwas tiefer sinkst.

Wirkteil:

Dein Unterbewusstsein kennt die Ursache für Deine Prüfungsangst, und wird die Sache jetzt für Dich regeln.

In Deinem Kopf gibt es einen riesigen Raum, der voll mit Regalen ist. In diesen Regalen stehen viele Bücher, Dein komplettes bisheriges Wissen.

In diesem Raum sind aber auch noch viele Regale leer – es gibt noch viel mehr Platz für weitere Bücher.

Alles, was Du lernst, wird dort gelagert und ist für Dich jeder Zeit verfügbar. Nichts geht verloren, alles ist an seinem Platz.

Dieser Raum - schau Dich dort jetzt einmal genau um - ist für Dich immer geöffnet. Du hast immer Zugang zu diesem Raum, er wird nie verschlossen sein.

Dein Unterbewusstsein wird dafür sorgen, dass Du immer Zugang zu diesem Raum – Deinem Wissensraum – hast, wann immer Du ihn benötigst.

Bitte drücke nun den Daumen und Zeigefinger Deiner rechten Hand ganz fest zusammen.

Immer, wenn Du Daumen und Zeigefinger Deiner rechten Hand zusammendrückst, so wie jetzt, wirst Du absolut ruhig und konzentriert.

Du erinnerst Dich an Deinen Wissensraum, kannst diesen besuchen, um das Notwendige herauszusuchen.

Immer, wenn Du Daumen und Zeigefinger Deiner rechten Hand zusammendrückst, so wie jetzt, wirst Du absolut ruhig, konzentriert und sicher.

Du weißt, dass Du alles gelernte in Deinem Wissensraum abgelegt hast, und jeder Zeit hervorholen kannst, wenn Du es benötigst.

Nervosität und Unruhe sind absolut überflüssig, denn Dein Unterbewusstsein hält Deinen Wissensraum immer für Dich offen, immer für Dich zugänglich.

Du wirst Dich die nächsten Tage immer besser und besser fühlen, denn Dein Unterbewusstsein wird Dich an Deinen Wissensraum erinnern, wann immer es notwendig ist.

All das Gesagte speichert sich ganz tief ein, und wird genau so eintreffen, weil es Deine innere Realität ist.

Und so wie Du da sitzt auf der Wiese, kannst Du in den Himmel schauen, siehst dort vielleicht ein paar Wolken vorbeiziehen...und sinkst noch etwas tiefer, bevor Du Dich bereit machst, zurück zu kommen.

2-3 Minuten Ruhe

AUFLÖSUNG

SUGGESTIVE RAUCHERENTWÖHNUNG

Wie ich in meinem Buch „Hypnose – Ein Praxisbuch“ bereits schrieb, stellt die Raucherentwöhnung eine der schwersten Aufgaben der Hypnosetherapie dar. Viele individuelle Faktoren spielen für das Suchtverhalten des Klienten eine Rolle, so dass immer auch eine Analyse durchgeführt werden sollte. Die suggestive Raucherentwöhnung kann dauerhaft wirken, wird aber in vielen Fällen zu wenig sein, um wirklich eine Veränderung zu erreichen.

Einleitung & Vertiefung:

Lege (oder setze) Dich ganz bequem hin, und lasse Dich in einen angenehmen entspannten Zustand sinken.

Suche Dir nun einen Punkt vor Dir, und fixiere diesen mit Deinen Augen. Schau ganz konzentriert auf diesen einen Punkt, und behalte die Augen so lange offen, bis ich Dich bitte, sie zu schließen.

Du wirst gleich sehr schnell merken, dass Deine Augenlider anfangen, schwerer zu werden. Immer schwerer und schwerer werden Deine Augenlider.

Immer schwerer und schwerer...vielleicht fühlt es sich so an, als würden kleine Gewichte Deine Augenlider nach unten ziehen...immer schwerer und schwerer.

Die Augenlider werden JETZT immer schwerer.

Schwerer und schwerer...

Tiefer und tiefer...

Müder und müder wird Dein Körper, schwerer werden die Augenlider.

Und Dein Blick verändert sich, der Punkt vor Dir verändert sich...währen Deine Augenlider immer noch schwerer werden.

Wenn Dir Deine Augenlider irgendwann zu schwer werden, dann schließe sie, und stell Dir vor, Dein ganzer Körper entspannt mit dem Schließen Deiner Augen. Einfach vorstellen, Dein ganzer Körper sinkt in eine tiefe Entspannung.

Pause, bis Klient die Augen geschlossen hat. Wenn er diese nicht von selbst schließt: „Schließe nun Deine Augen und sinke in eine tiefe Entspannung"

Du liegst nun vollkommen gelöst auf Deiner Unterlage und atmest in Deine Mitte. Hör jetzt Deiner Atmung einmal ganz bewusst zu…und fühl Dich vollkommen wohl.

So ist es gut.

Ich zähle gleich bis 3. Bei 3, nicht vorher, öffnest Du die Augen, und denkst mit geöffneten Augen das Wort „Entspannung". Einfach nur das Wort „Entspannung" denken, sobald Deine Augen offen sind.

Wenn ich dann von 3 auf 1 zähle, schließt Du die Augen wieder und stellst Dir vor, dass sich Deine Entspannung verdoppelt. Einfach vorstellen, dass sich Deine Entspannung verdoppelt, sobald Du die Augen wieder geschlossen hast.

1 – 2 – 3 Augen auf. Stell Dir das Wort „Entspannung“ vor.

3 – 2 – 1 Augen zu – Deine Entspannung verdoppelt sich … JETZT

30 Sekunden Ruhe

Wenn wir das gleich noch einmal machen, wirst Du merken, dass Du noch etwas tiefer entspannen kannst.

1 – 2 – 3 Augen auf. „Entspannung“

3 – 2 – 1 Augen zu. Deine Entspannung verdoppelt sich noch einmal.

Je tiefer Du sinkst, desto wohler fühlst Du Dich. Und umso wohler Du Dich fühlst, desto tiefer sinkst Du.

Bitte stell Dir nun mal vor Deinem geistigen Auge vor, wie Du hier auf der Liege liegst, und ich neben Dir sitze.

Du liegst absolut entspannt auf dieser Liege, und fühlst Dich vollkommen wohl.

Ich halte Dir nun einen meiner Finger vor die Augen, und Du konzentrierst Dich auf diesen Finger. Tu einfach so, als könntest Du jetzt den Finger durch Deine geschlossenen Augen sehen.

Ganz konzentriert den Finger fixieren jetzt.

Du spürst, wie Deine Augenlider langsam wieder schwerer und schwerer werden. Immer schwerer und schwerer werden Deine Augenlider. Immer schwerer und schwerer…

Deine Augenlider werden so schwer, dass Du sie schließen möchtest. Schließe jetzt Deine Augenlider und sinke in eine tiefe Entspannung.

Immer tiefer und tiefer…

Und in diesem angenehmen Zustand öffnet sich das Tor zu Deinem Unterbewusstsein ganz weit, so dass alles, was ich zu Dir sage, unmittelbar zu Deiner inneren Realität werden kann.

Wirkteil:

Du erkennst jeden Tag, wie schädlich das Rauchen für Deinen Körper ist. Dennoch ist in Deinem Unterbewusstsein das Verlangen nach Zigaretten gespeichert. Und genau in diesem Unterbewusstsein liegt auch der Schlüssel zur Veränderung Deiner Gewohnheiten, Deines Rauchverlangens.

Dein Unterbewusstsein setzt nun die Prozesse in Gang, die notwendig sind, damit Du ab sofort rauchfrei leben kannst.

Dein Unterbewusstsein weiß genau, wo die Ursache für Dein Rauchverlangen liegt, und kann diese nun für Dich regulieren.

Bitte atme nun einmal ganz tief frischen Sauerstoff ein. *(mitatmen!)*

Du nimmst ab sofort mit jedem Atemzug Ruhe und Sicherheit auf. Genau so ruhig und sicher, wie Du Dich jetzt fühlst, wirst Du Dich mit jedem Atemzug fühlen können.

Du wirst ab sofort diese Ruhe und Gelassenheit nur noch über Deine Atmung aufnehmen.

Das Rauchen ist in jeder Situation vollkommen überflüssig, Du spürst mit jedem Moment eine immer stärker werdende Abneigung gegen das Rauchen. Immer stärker und stärker wird Deine Abneigung gegen das Rauchen.

Dein Verlangen nach einer Zigarette wird Dir vollkommen gleichgültig. Rauchen ist ab sofort ganz uninteressant für Dich.

Gedanken an das Rauchen lösen in Dir einen starken Widerwillen aus. Allein der Gedanke an eine Zigarette ist Dir unangenehm.

Ab sofort ist Rauchen absolut unwichtig für Deine Persönlichkeit. Und Du lässt Dich durch niemanden abhalten, endlich ein gesundes und rauchfreies Leben zu führen.

Auch ist es absolut nicht notwendig, dass Du Dir einen Ersatz für das Rauchen suchst, wie etwa eine vermehrte Nahrungsaufnahme.

Du wirst Deine Essgewohnheiten beibehalten, wie bisher – Du wirst die gleichen Mengen Nahrungsmittel zu Dir nehmen, wie bisher. Du wirst Dein Gewicht halten, wie bisher - ohne zuzunehmen.

Und das Ganze wird völlig leicht sein, denn Dein Unterbewusstsein schafft die Grundlage, reguliert nun die Ursachen Deiner Sucht, und sorgt dafür, dass Du ab sofort gesund und rauchfrei lebst.

Dein Unterbewusstsein kann nun den Teil von Dir, der gerne rauchen möchte, in einer Weise verändern, dass Rauchen absolut überflüssig ist.

Und genau so, wie Du die bewusste Entscheidung getroffen hast, mit dem Rauchen anzufangen, hast Du nun auch die bewusste Entscheidung getroffen, mit dem Rauchen aufzuhören. Und Du willst und kannst das, nicht wahr?

Einzig Dein starker Widerwille gegen das Rauchen wird mit jedem Tag stärker. Rauchen ist in Zukunft eine absolut überflüssige Sache, und allein der Gedanke an das Rauchen ist Dir unangenehm.

Die gerade gesprochenen Worte haben sich ganz tief in Deinem Unterbewusstsein eingespeichert, und werden genau so eintreffen, weil sie gut für Dich sind.

Erlaube es Dir, dass Du in Zukunft gesund und rauchfrei lebst – gönne Dir diesen Luxus. Jetzt.

AUFLÖSUNG

IV. Anamnese

WICHTIGE FRAGEN

Wie bereits erwähnt, solltest Du, als verantwortungsvoller Hypnoseanwender, eine ausführliche Fallaufnahme durchführen. Du musst ausschließen, dass Du Deinem Klienten mit Deinen Interventionen mehr schadest, als Du ihm hilfst.

Du solltest Dich, sofern Du kein Psychologe bist, mit den psychischen Krankheiten nach ICD-10 auskennen, und diese sicher erkennen können. Nur so kannst Du ausschließen, dass es zu Problemen kommt.

Achte bei den Aussagen Deines Klienten auf die Körpersprache – passt diese zu seinen Aussagen? Welche Glaubenssätze äußert er? Ist seine Geschichte glaubwürdig?

Der Klient liefert in der Regel mehr nonverbale Hinweise, als er über seine Sprache äußert.

Die folgenden Fragen helfen Dir, ein Gesamtbild Deines Klienten zu erhalten.

a) Liegt eine der folgenden Krankheiten vor *(mögliche Kontraindikationen)*:

( ) Asthma
( ) Herz/Kreislauf
( ) niedriger Blutdruck
( ) Suchterkrankung
( ) andere

b) Nehmen Sie Medikamente?
(Vorsicht bei Psychopharmaka!)

c) Sind Sie z. Z., oder waren Sie früher in psychotherapeutischer Behandlung?

Wenn ja, warum?
(Ggf. Unterlagen aushändigen lassen!)

d) Wurden Sie bereits hypnotisiert?
Wenn ja, durch wen/warum?
(Vorhandene Muster nutzen!)

e) Was ist Ihr Thema/Ihr Problem?

f) Wie äußert sich das Symptom?

g) Woran hindert Sie das Symptom?

h) Was können Sie aufgrund des Symptoms nicht tun?

i) Wie reagiert Ihre Umwelt auf Ihr Symptom?

j) Gibt es positive Aspekte an Ihrem Symptom?

k) Was ist Ihr Ziel?

l) Was wäre anders, wenn Sie Ihr Ziel bereits erreicht hätten? Beschreiben Sie Ihre Gefühle.

m) Welche Ereignisse fanden zeitgleich oder direkt vor der Manifestation des Symptoms statt?

n) Sind Sie bereit, entsprechende Veränderungen zuzulassen?
(Auf die Körpersprache achten!)

IV. Affirmationen

ANREGUNGEN

Ich habe hier einige positive Affirmationen zusammengetragen. Sie sind in der Ich-Form geschrieben, so dass Du diese für Dich selbst, z.B. in einer Meditation, benutzen kannst.

Entsprechend umformuliert können sie aber auch für Deine Sitzungen hilfreich sein.

Für die Gesundheit:

Ich liebe meinen Körper, daher sorge ich jederzeit gut für ihn.

Gesundheit ist der natürliche Zustand meines Körpers.

Da ich gut für meinen Körper sorge, belohnt er mich mit Wohlbefinden und vollkommener Gesundheit.

Ich behandle meinen Körper behutsam und liebevoll und bin ihm dankbar für die wundervollen Dienste, die er tagtäglich leistet.

Ich vertraue der Weisheit meines Körpers und darauf, dass er alles Erforderliche für die Erhaltung meiner Gesundheit tut.

Mein Körper ist mein bester Freund. Und meinen besten Freunden wünsche ich nur beste Gesundheit.

Jede Zelle meines Körpers erneuert sich fortwährend. Auf diese Weise bleibe ich gesund, vital und kräftig.

Ich regeneriere mich jetzt vollständig.

Gottes Lebenskraft wohnt in mir - daher weicht jetzt alle Krankheit aus meinem Körper und macht Platz für strahlende Gesundheit.

Ich weiß, dass meine Gesundheit durch positive Gedanken unterstützt wird. Daher werde ich jetzt nur noch positiv denken.

Ich übernehme jetzt die vollkommene Verantwortung für meinen physischen Körper und werde ihm nur noch Gutes zu Teil werden lassen.

Durch positive und aufbauende Gedanken über mich und meinen Körper mache ich mich immun und bleibe daher gesund.

Ich vertraue meinem Körper vollkommen und achte darauf, was er mir sagen möchte.

Je mehr Liebe ich anderen entgegenbringe, desto gesünder wird mein Körper.

Ich entlasse jetzt alle Spannungen aus meinem Körper und lasse den Fluss des Lebens frei durch mich fließen.

Je mehr Frieden in meinem Geist ist, desto gesünder bin ich.

Ich erzeuge Frieden in mir, meinem Körper und meiner Umwelt.

Je mehr Vergangenes ich loslasse, desto mehr Vitalität kehrt in meinen Körper zurück.

Dafür bin ich sehr dankbar.

<u>Für den Beruf:</u>

Ich liebe meinen Beruf.

Ich bin erfolgreich, denn das, was ich tue, macht mir Spaß.

Das, was ich anpacke, gelingt mir.

Ich erledige meine täglichen Aufgaben ruhig und gelassen.

Durch meine positive Einstellung zu meiner Arbeit ergeben sich immer wieder jede Menge positive Möglichkeiten für mich und andere.

Die unendliche Weisheit führt mich zu dem Platz in meinem Leben, der absolut am Besten für mich ist.

Ich finde meinen idealen Arbeitsplatz.

Zu meinen Kollegen habe ich jederzeit ein sehr harmonisches und freundschaftliches Verhältnis.

Durch meinen Erfolg haben auch andere Erfolg.

Ich habe Spaß an meiner Arbeit.

Ich erledige meine Arbeit leicht, mühelos und unverzüglich.

Ich bleibe während meiner Arbeit in jeder Situation ruhig, gelassen und freundlich.

Kreative Gedanken strömen mir unablässig zu und sind weitere Meilensteine zum großen Erfolg.

Ich erhalte Achtung und Anerkennung für meine wertvollen Dienste.

Ich gebe meine Dienste gern und empfange dafür eine großzügiges Gehalt.

Auf meinem Arbeitsplatz kann ich mich entsprechend meinen Neigungen voll entfalten.

Ich arbeite gern und mit Freude.

Meine positive Einstellung zur Arbeit macht mir diese leicht.

Durch meine Arbeit erfahre ich vollkommene berufliche Erfüllung.

Ich bin es wert, meinen idealen Arbeitsplatz zu bekommen.

Ich bleibe während meiner Arbeitszeit vollkommen entspannt.

Alles, was ich anfasse gelingt mir.

Ich bin stolz auf mich, denn ich leiste gute Arbeit, die viel Beachtung findet.

Ich bin durchströmt von guten und erfolgreichen Ideen, die mir und anderen zum Segen werden.

Für die Partnerschaft:

Alle meine Beziehungen sind von Harmonie, Wohlwollen, Liebe und Verständnis geprägt.

Mir fällt es leicht, andere Menschen zu lieben und zu akzeptieren.

Andere Menschen lieben und respektieren mich so, wie ich bin.

Ich genieße es, anderen Menschen körperlich und seelisch ganz nahe zu sein.

Mir fällt es leicht, mich für die Belange anderer Menschen zu öffnen.

Ich lebe in liebevollen und ehrlichen Beziehungen.

Ich vertraue meinen Mitmenschen und diese vertrauen mir.

Ich weiß, ich kann von und mit anderen Menschen sehr viel lernen.

Das Schöne, was ich in anderen sehe, ist auch in mir vorhanden.

Ich liebe und werde geliebt.

Ich kann frei und offen über meine Gedanken und Gefühle mit anderen reden.

Ich werde von anderen in dem Mae respektiert und geachtet, wie ich ihnen Achtung und Respekt entgegenbringe.

Je mehr Liebe ich an andere verschenke, desto mehr Liebe erhalte ich zurück.

Ich erkenne die Einzigartigkeit in jedem anderen Menschen.

Ich bin dankbar für die wundervollen Beziehungen, die ich habe.

Andere Menschen unterstützen mich in meinem persönlichen Wachstum und Vorwärtskommen.

Ich bin ein wundervoller Mensch, daher erlebe ich wundervolle Beziehungen zu anderen Menschen.

Andere Menschen sind gern mit mir zusammen, denn ich bin eine Bereicherung für ihr Leben.

Ich liebe mich selbst - daher lieben mich auch andere.

Ich fühle mich geborgen in der Gegenwart anderer Menschen.

Meine Beziehungen sind geprägt von gegenseitigem Mitgefühl.

Ich gebe jetzt alle negativen Gedanken, die ich über Beziehungen hatte, vollkommen auf.

SCHLUSSWORT

Ich hoffe, ich konnte Dir mit diesem Buch einige Hilfestellungen für Deine tägliche Arbeit geben.

Auch wenn Du meine Skripte gerne und oft verwendest, solltest Du möglichst bald anfangen, eigene Texte zu schreiben. Wichtig ist, dass Du Deinen Klienten genau zuhörst und Dich möglichst regelmäßig weiterbildest. Du entwickelst so sehr schnell Deinen eigenen, individuellen Arbeitsstil, der Dich als Hypnosetherapeuten oder Coach ausmacht.

Falls Du Dich für Hypnoanalyse, Regression und Reinkarnation interessierst, möchte ich Dich noch auf eine interessante Ausbildungsmöglichkeit hinweisen.

Die Ausbildung zum Hypnose- und Regressionstherapeuten vom Hypnose Institut Phoenix beinhaltet umfangreiches Lehrmaterial auf über 400 Seiten (inkl. Lehr-DVDs und Hörbücher). Zusätzlich wirst Du in einem 3-tägigen Praxisseminar die Möglichkeiten dieser herausragenden Therapieform anwenden lernen.

Informationen gibt es hier:
www.hypnose-institut-phoenix.de

Die Hypnoseakademie Baden-Baden, unter der Leitung von Dr. Werner Frase, bietet Ausbildungen im Bereich der Hypnose und Regressionstherapie (nicht nur) im medizinischen Bereich an. Auch dieses Ausbildungsangebot kann ich mit bestem Gewissen weiterempfehlen.

Informationen dazu:
www.dr-frase.de

Einige Buchtitel, die ich für äußerst lesenswert halte, möchte ich Dir auch nicht vorenthalten:

Der Psycho-Bestseller, F. Becker,
BOD

Hypnose & Regression, F. Becker
BOD

Hypnotherapie, Erickson/Rossi
Klett-Kotta Verlag

Reality Creation Coaching, F. Dodsen
Bohmeier Verlag

Das Mentalprinzip, J. Karsten
BOD

Anleitung zum positiven Denken, S. Helmstetter
PAL Verlag

Emotionale Intelligenz, D. Goleman
DT Verlag

Falls Du Fragen zur Hypnose, Hypnoanalyse oder einer meiner Veröffentlichungen hast, kannst Du mich hier kontaktieren:

MBT Gesundheitsprävention & Coaching
Postfach 21 06 26
41432 Neuss
www.hypnosetherapie-mbt.de

Ich bedanke mich ganz herzlich für den Kauf meines Buches und für Deine Aufmerksamkeit. Nun wünsche ich Dir von ganzem Herzen viel Erfolg bei Deiner täglichen Arbeit.